FORSCHUNGSBERICHTE DES LANDES NORDRHEIN-WESTFALEN

Nr. 1619

Herausgegeben
im Auftrage des Ministerpräsidenten Dr. Franz Meyers
von Staatssekretär Professor Dr. h. c. Dr. E. h. Leo Brandt

DK 612.014.481:616-072
615.711.42/.44:591.16

Privatdozent Dr. med. Franz Franzen

Medizinische Universitätsklinik Köln
Direktor: Professor Dr. med. Dr. h. c. Dr. h. c. H. W. Knipping

Untersuchungen zur Frage der Entstehung und pathophysiologischen Bedeutung biogener Amine bei subletalen Strahlenschäden

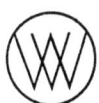

Springer Fachmedien Wiesbaden GmbH

Verlags-Nr. 011619

ISBN 978-3-663-06584-5 ISBN 978-3-663-07497-7 (eBook)
DOI 10.1007/978-3-663-07497-7

© 1966 by Springer Fachmedien Wiesbaden
Ursprünglich erschienen bei Westdeutscher Verlag, Köln und Opladen 1966.

I. Untersuchungen zur Frage eines normabweichenden Auftretens proteinogener Amine nach Ganzkörperbestrahlung

1. Die Klärung der Frage, ob den biogenen Aminen für die Pathophysiologie des Strahlensyndroms eine Bedeutung zukommt, erfordert zunächst die Feststellung eines normabweichenden Auftretens dieser Verbindungen nach Strahlenbelastung. Unsere Untersuchungsergebnisse betreffen die Frage eines normabweichenden Auftretens der der aromatischen Reihe angehörenden proteinogenen Amine im engeren Sinne[1] sowie deren hochaktiver Metaboliten nach einmaliger kurzzeitiger Ganzkörperbestrahlung mit 400, 600 und 800 r.

Versuchsanordnung

Männliche weiße Ratten ($\sim$ 120 g Körpergewicht) wurden einer einmaligen kurzzeitigen Ganzkörperbestrahlung mit 400, 600 und 800 r ausgesetzt. Technische Daten der Bestrahlung: Gerätetyp Tuto-Stabilivolt (Siemens-Reiniger-Werke); 180 kV, 10 mA, 1 mm Cu-Filter, Fokus-Tier-Abstand 50 cm, Dosisleistung 17,2 r/min; Hammer-Dosimeter zur Messung im Bestrahlungskäfig.

Zur Bestrahlung befanden sich je neun Tiere in einem flachen Plexiglaskäfig von 30 cm Durchmesser, und zwar in getrennten, konzentrisch angeordneten Boxen, Kopf der Versuchstiere zur Käfigmitte orientiert. Pro Strahlendosis wurden fünfmal neun Ratten, insgesamt als 45 Versuchstiere, angesetzt. Nach der Bestrahlung befanden sich die Ratten – bei freiem Trinkwasser- und Futterzugang – zu je neun in einem Sammelkäfig,

---

[1] Die Muttersubstanz der biogenen Amine ist nahezu ausschließlich das Eiweiß; insoweit werden diese auch als proteinogene Amine bezeichnet. Die Systematik unterscheidet proteinogene Amine im engeren Sinne, die durch Dekarboxylierung von α-Aminosäuren entstehen, und solche im allgemeineren Sinne, die auf andere Weise gebildet werden (so durch Methylierung von Aminen, Betainbildung, Amidinierung von Aminosäuren und Aminen, hydrolytische Spaltung stickstoffhaltiger Protoplasmabestandteile sowie andere Vorgänge). Zu den proteinogenen Aminen im engeren Sinne gehören demnach nach heutigem Wissensstand Phenyläthylamin, Tyramin, Dopamin, Tryptamin, Serotonin, Histamin, Aethylamin, Isoamylamin, *n*-Butylamin, *iso*-Butylamin, Kolamin, Kadaverin, Putreszin, zu den proteinogenen Aminen im allgemeineren Sinne demgegenüber l-Noradrenalin, Adrenalin, Methyl- und Dimethylhistamin, Indol, Skatol, Methylserotonin, Bufotenin, Cholin, Acetylcholin, Glykokollbetain, γ-Butyrobetain, Karnitin, Trigonellin, Di- und Trimethylamin, Neurin, Dimethylaminoäthanol, Ergothinein, Karnosin, Guanidin, Methyl- und Dimethylguanidin, Glykocyamin, Kreatin, Kreatinin, Allylamin, Dipropylamin, Vinylamin/Aethylenimin. – Inwieweit eine gemäß vorstehender Systematik getroffene Unterscheidung zwischen proteinogenen Aminen im engeren und solchen im allgemeineren Sinne auch der fortschreitenden Aufklärung ihrer Biochemie entsprechen wird, muß vorerst offengelassen werden. Kolamin z. B. ist seinen inzwischen erwiesenen verschiedenen Bildungswegen nach ein proteinogenes Amin im engeren wie allgemeineren Sinne.

und zwar während der gesamten Dauer der 21- bzw 9tägigen Untersuchungsperiode. Der bei saurer Reaktion durch Vorlage von HCl als Sammelurin von je neun Ratten gewonnene 24-Stunden-Harn wurde täglich, am Schluß der Versuchsperiode auch das Blut der im Ätherrausch durch Ausbluten getöteten Versuchstiere auf den Gehalt an Tryptamin, Serotonin, Bufotenin, Histamin, Dopamin, l-Noradrenalin und Adrenalin untersucht. Die Bestimmung der Amine erfolgte fluoreszenzspektralphotometrisch, und zwar unter Verwendung des Aminco-Bowman-Spektralphotofluorimeters.

Dadurch, daß wir den 24-Stunden-Harn von je neun in einer Serie bestrahlten Ratten als Sammelurin gewannen und in diesem täglich die Amine bestimmten, benahmen wir uns der Möglichkeit, eine Signifikanzberechnung durchzuführen. Zu diesem Vorgehen mußten wir uns aber einmal angesichts der Subtilität und des hohen für eine einzelne Aminbestimmung benötigten Zeitaufwandes entschließen; zum anderen hätte die von weniger als neun Ratten gewonnene 24-Stunden-Urinmenge nicht ausgereicht, darin täglich sieben Amine zu bestimmen. Für die Bestimmung der Amine im Blut lagen die Verhältnisse allein im Hinblick auf die benötigte Substratmenge natürlich noch schwieriger.

In den Abb. 1–3 ist das Ergebnis von 2736 fluoreszenzspektralphotometrischen Bestimmungen sieben biogener Amine im Urin ganzkörperbestrahlter Ratten zusammengefaßt; die Abb. 1–3 stellen die prozentuale Abweichung der Aminausscheidung/24 Std. vom mittleren Ausgangswert dar und vermitteln dadurch einen anschaulichen Eindruck des dosisabhängigen normabweichenden Auftretens biogener Amine nach Ganzkörperbestrahlung mit 400, 600 und 800 r.

Besprechung der Untersuchungsergebnisse

Die Abb. 1–3 vermitteln zunächst in der Vorbestrahlungsperiode einen Eindruck von der Größenordnung, innerhalb derer die tägliche Aminausscheidung bei der unbestrahlten Ratte schwankt. Eindrucksvoll hebt sich von dieser die Mehrausscheidung nach subletaler Ganzkörperbestrahlung ab. Wie aus den Abb. 1–3 hervorgeht, kommt es bei Ratten nach einmaliger kurzzeitiger Ganzkörperbestrahlung mit 400 r zu einem deutlichen, nach 600 r zu einem stärkeren, nach 800 r zu einem exzessiven Anstieg der Ausscheidung von Dopamin, Noradrenalin, Adrenalin, Tryptamin, Serotonin, Bufotenin und Histamin. Die Zunahme der Aminausscheidung beginnt bereits mit dem ersten Tag nach Bestrahlung. Legt man die von den einzelnen Aminen erreichten Ausscheidungsmaxima zugrunde, so weisen Adrenalin, Noradrenalin und Serotonin den stärksten Anstieg auf; diesen folgen größenordnungsmäßig Histamin, Bufotenin, Dopamin und Tryptamin.

Dabei ergaben sich für die verschiedenen applizierten Strahlendosen gewisse Besonderheiten hinsichtlich der Größenordnung der vermehrt auftretenden Amine; so ist die Ausscheidung von Tryptamin nach 400 r größer als nach 600 und 800 r; ähnliches gilt von Adrenalin, das nach 600 r im Harn stärker erhöht ist als in den ersten Tagen der 800-r-Gruppe. Eine Interpretation derartiger Befunde erscheint uns jedoch erst nach Bestätigung durch weitere Untersuchungsserien angebracht.

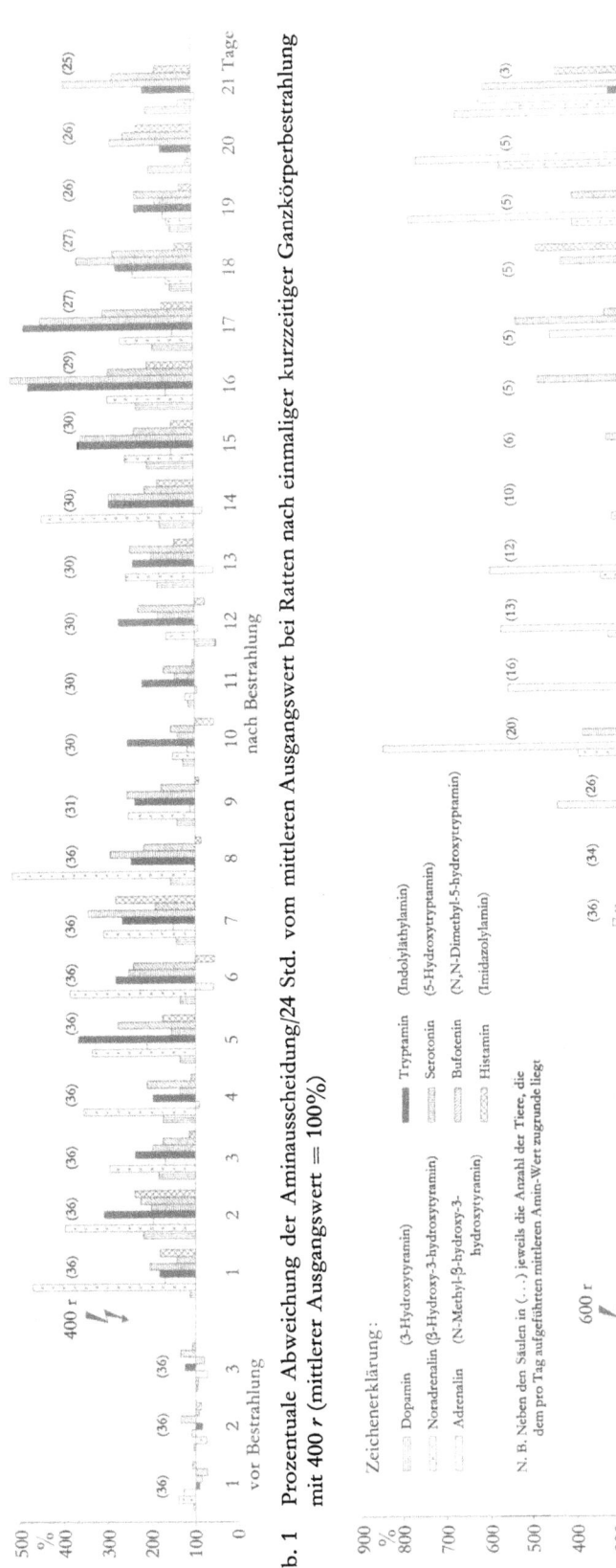

Abb. 1 Prozentuale Abweichung der Aminausscheidung/24 Std. vom mittleren Ausgangswert bei Ratten nach einmaliger kurzzeitiger Ganzkörperbestrahlung mit 400 r (mittlerer Ausgangswert = 100%)

Zeichenerklärung:

- Dopamin (3-Hydroxytyramin)
- Noradrenalin (β-Hydroxy-3-hydroxytyramin)
- Adrenalin (N-Methyl-β-hydroxy-3-hydroxytyramin)
- Tryptamin (Indolyläthylamin)
- Serotonin (5-Hydroxytryptamin)
- Bufotenin (N,N-Dimethyl-5-hydroxytryptamin)
- Histamin (Imidazolylamin)

N. B. Neben den Säulen in (...) jeweils die Anzahl der Tiere, die dem pro Tag aufgeführten mittleren Amin-Wert zugrunde liegt

Abb. 2 Prozentuale Abweichung der Aminausscheidung/24 Std. vom mittleren Ausgangswert bei Ratten nach einmaliger kurzzeitiger Ganzkörperbestrahlung mit 600 r (mittlerer Ausgangswert = 100%)

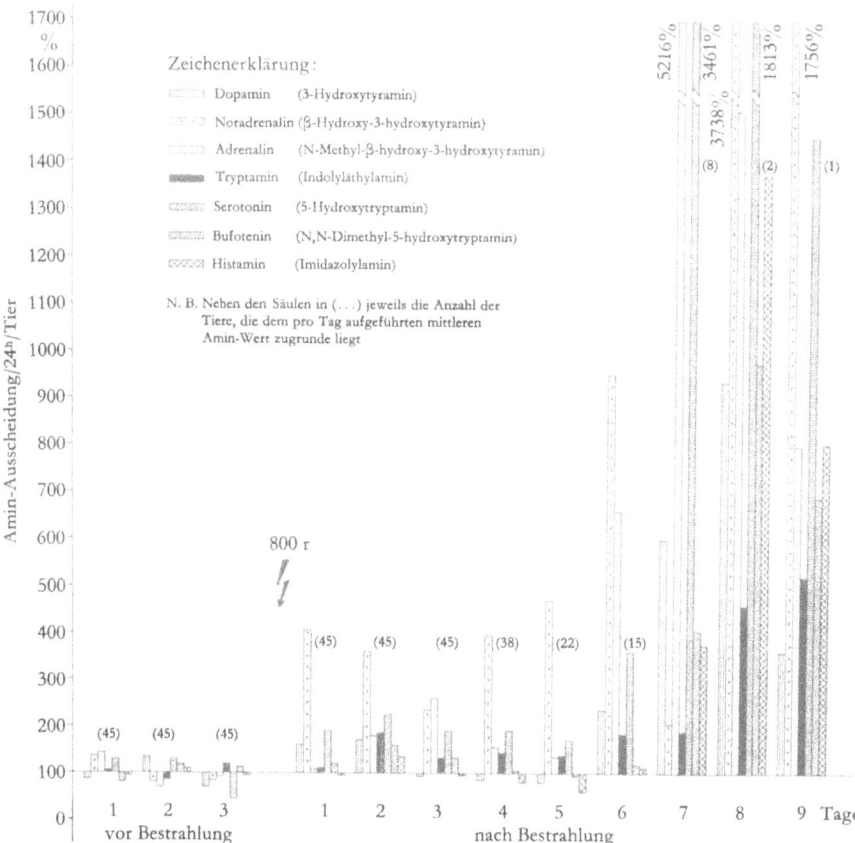

Abb. 3 Prozentuale Abweichung der Aminausscheidung/24 Std. vom mittleren Ausgangswert bei Ratten nach einmaliger kurzzeitiger Ganzkörperbestrahlung mit 800 r (mittlerer Ausgangswert = 100%)

Auch im Blut der Versuchstiere war eine z. T. beachtliche Erhöhung der Aminkonzentration nachweisbar, so insbesondere für Histamin, 5-Hydroxytryptamin und Adrenalin. Eine tabellarische Zusammenfassung der im Blut nach Bestrahlung gemessenen Werte erscheint uns zum gegenwärtigen Zeitpunkt verfrüht, da einerseits unser diesbezügliches Untersuchungsmaterial im Vergleich zu der Zahl der Harnanalysen gering ist, andererseits die Bestimmung von sieben Aminen im Blut auf Grund der benötigten Substratmenge nicht jeweils am gleichen Tag durchgeführt werden konnte.

In weiteren Untersuchungen an ganzkörperbestrahlten Ratten (800 r) war etwa ab 5. Tag post radiationem eine Mehrausscheidung von Tyramin um das vierfache der Norm, von 5-Methoxytryptamin um das Doppelte im Vergleich zu unbestrahlten Kontrolltieren nachweisbar.

Wichtig für die Beurteilung der Frage, ob dem normabweichenden Auftreten biogener Amine nach Strahlenbelastung eine Bedeutung für die Pathophysiologie des akuten Strahlensyndroms zukommt, war sodann die an den insgesamt 135 bestrahlten Ratten gemachte Beobachtung, daß der Anstieg der bisher bestimmten Amine und die Entwicklung des Strahlensyndroms zeitlich und graduell einander parallel gingen. Berücksichtigt man desweiteren die bereits bekannten pharmako- bzw. toxikologischen Eigenschaften der vermehrt nachgewiesenen Amine, so drängt sich die Vermutung auf, daß diese hochaktiven Verbindungen unmittelbar bzw. mittelbar am Zustandekommen des Strahlensyndroms beteiligt sind.

2. Weitere Untersuchungen befaßten sich dann mit der Frage eines normabweichenden Auftretens körpereigener Amine in den ersten Stunden nach Strahlenbelastung.

Versuchsanordnung

Die Versuchsanordnung entsprach im wesentlichen der vorher besprochenen. Für diese spezielle Fragestellung wurden 54 Ratten einer einmaligen kurzzeitigen Ganzkörperbestrahlung von 800 r unterworfen, der Urin der Tiere während 16 Stunden nach Bestrahlung in 2-Stunden-Portionen gewonnen und in diesen Tryptamin, Serotonin, Bufotenin, Histamin, Dopamin, Noradrenalin und Adrenalin fluoreszenzspektralphotometrisch bestimmt[2]. Der Harn der Versuchstiere war vor der Bestrahlung ebenfalls 16 Stunden, und zwar zur gleichen Tages- bzw. Nachtzeit, in 2-Stunden-Portionen aufgefangen und auf seinen Amingehalt untersucht worden. In Abb. 4 ist die prozentuale Abweichung der Aminausscheidung der ersten 16 Stunden nach Ganzkörperbestrahlung vom mittleren Ausgangswert der unbestrahlten Versuchstiere graphisch dargestellt. Die mittleren Ausgangswerte der Vorbestrahlungsperiode betrugen:

Urinmenge	0,38 ml/Tier/2 Std.
Tryptamin	0,036 γ/Tier/2 Std.
Serotonin	0,244 γ/Tier/2 Std.
Bufotenin	0,097 γ/Tier/2 Std.
Histamin	0,153 γ/Tier/2 Std.
Dopamin	0,110 γ/Tier/2 Std.
Noradrenalin	0,005 γ/Tier/2 Std.
Adrenalin	0,003 γ/Tier/2 Std.

Zur Feststellung der Aminkonzentration im Blut wurden weitere 27 Ratten mit 800 r ganzkörperbestrahlt und sechs Stunden nach Bestrahlung im Ätherrausch durch Ausbluten getötet. Da für die Bestimmung der Amine im Blut relativ große Substratmengen benötigt werden, war eine Kontrolle der Aminkonzentration im Blut bestrahlter Ratten in zweistündigen Abständen nicht möglich.

[2] Die Untersuchungen mußten unserem derzeitigen methodischen Stand entsprechend auf die genannten sieben Amine beschränkt werden.

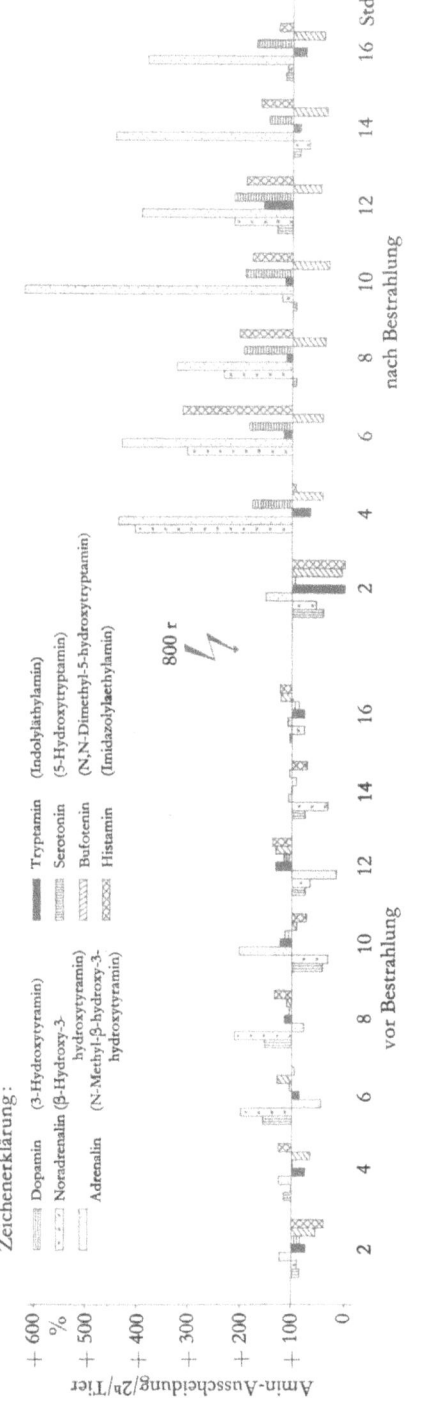

Abb. 4 Prozentuale Abweichung der Aminausscheidung vom mittleren Ausgangswert bei Ratten während der ersten 16 Stunden nach einmaliger kurzzeitiger Ganzkörperbestrahlung mit 800 r (mittlerer Ausgangswert = 100%)

Besprechung der Untersuchungsergebnisse

Die Abb. 4 vermittelt in der Vorbestrahlungsperiode einen Eindruck von der Größenordnung, innerhalb derer die Ausscheidung der einzelnen Amine bei der unbestrahlten Ratte schwankt.

Nach einmaliger kurzzeitiger Ganzkörperbestrahlung mit 800 r nahm die Aminausscheidung in den ersten zwei Stunden nach Strahlenbelastung zunächst ab. Diese Abnahme ist zumindest anteilsweise auf die für diesen Zeitraum festgestellte Verringerung der Harnmenge um etwa 50% gegenüber der mittleren stundengleichen Urinausscheidung der Vorbestrahlungsperiode zurückzuführen. Wie aus Abb. 4 hervorgeht, war dann bereits im Sammelurin der 2.–4. Stunde nach Strahlenbelastung eine nennenswerte Mehrausscheidung[3] von Noradrenalin, Adrenalin und Serotonin nachweisbar, die für die beiden erstgenannten Amine etwa das 4½fache der mittleren Ausgangswerte betrug. Innerhalb der 4.–6. Stunde nach Bestrahlung nahm auch die Ausscheidung von Histamin zu, und zwar auf den 3½fachen Wert der Vorbestrahlungsperiode. Während die Mehrausscheidung von Adrenalin und Serotonin bis zum Ende der 16stündigen Beobachtung nach Bestrahlung fortbestand, nahm die Ausscheidung von Noradrenalin und Histamin wieder ab. Für Dopamin war keine Abweichung, für Bufotenin eine geringe Minderausscheidung, für Tryptamin nur im Sammelurin der 10.–12. Stunde nach Bestrahlung ein leichter Anstieg gegenüber dem mittleren Ausgangswert der Vorbestrahlungsperiode nachweisbar.

Im Sammelblut von 27 Ratten, die sechs Stunden nach Bestrahlung (800 r) getötet worden waren, fand sich im Vergleich mit der Aminkonzentration unbestrahlter Tiere eine mäßige Erhöhung von Tryptamin, Serotonin, Noradrenalin und Adrenalin, für Bufotenin und Dopamin eine leichte Erniedrigung.

Das hier für die ersten 16 Stunden untersuchte, etwa von der zweiten Stunde nach Ganzkörperbestrahlung an nachweisbare normabweichende Auftreten biogener Amine besteht – wie bereits in den Abb. 1–3 dargestellt – nicht nur in den folgenden Tagen weiter, sondern erreicht dosisabhängig ein zum Teil beträchtliches Ausmaß.

Dem in den ersten Stunden und in den folgenden Tagen nach Ganzkörperbestrahlung beobachteten vermehrten Auftreten biogener Amine liegen wahrscheinlich – zumindest für einige Amine – verschiedenartige Vorgänge zugrunde.

3. Die folgende Untersuchung befaßte sich mit der Frage, ob das nach Ganzkörperbestrahlung festgestellte vermehrte Auftreten körpereigener Amine durch eine post radiationem erfolgende Applikation bestimmter Inhibitoren, nämlich α-Methyldopa oder Phenylessigsäure, reduziert bzw. verhindert werden kann.

Versuchsanordnung

Die Versuchsanordnung entsprach im wesentlichen der eingangs besprochenen. Je 45 Ratten wurden mit 800 r ganzkörperbestrahlt und erhielten vom ersten Tag

---

[3] Das Harnvolumen der 3.–16. Stunde nach Bestrahlung lag um 50–100% über der mittleren Urinmenge der Vorbestrahlungsperiode.

nach Bestrahlung an 200 mg α-Methyldopa/kg/24 Std. i. m., verteilt auf drei Einzeldosen, bzw. 510 mg Phenylessigsäure/kg/24 Std. i. m., verteilt auf fünf Einzeldosen. Im 24-Stunden-Harn der Versuchstiere wurden täglich die gleichen Amine wie in den bereits besprochenen Untersuchungen fluoreszenzspektralphotometrisch bestimmt. Das Ergebnis dieser Untersuchungen ist in den Abb. 5 und 6 zusammengefaßt, wobei die Aminausscheidung lediglich ganzkörperbestrahlter Ratten (800 r) mit derjenigen von zusätzlich mit α-Methyldopa bzw. Phenylessigsäure behandelten Versuchstieren verglichen wird.

Besprechung der Untersuchungsergebnisse

Wie aus Abb. 5 hervorgeht, kommt es bei einmalig mit 800 r ganzkörperbestrahlten Ratten, die post radiationem täglich α-Methyldopa erhielten, nicht zu der nach gleich starker Bestrahlung festgestellten, zum Teil beträchtlichen Mehraus-

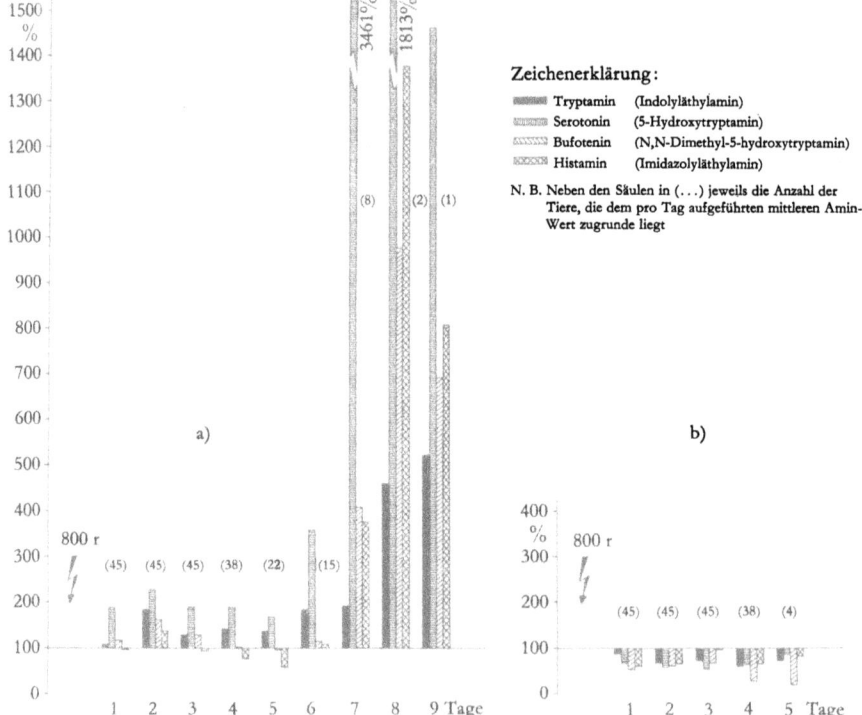

Abb. 5 Prozentuale Abweichung der Aminausscheidung/24 Std. vom mittleren Ausgangswert der Vorbestrahlungsperiode
 a) bei ganzkörperbestrahlten Ratten (800 r) ohne Applikation von α-Methyldopa
 b) bei ganzkörperbestrahlten Ratten (800 r) unter post radiat. beginnender täglicher Applikation von 200 mg α-Methyldopa/kg i. m.

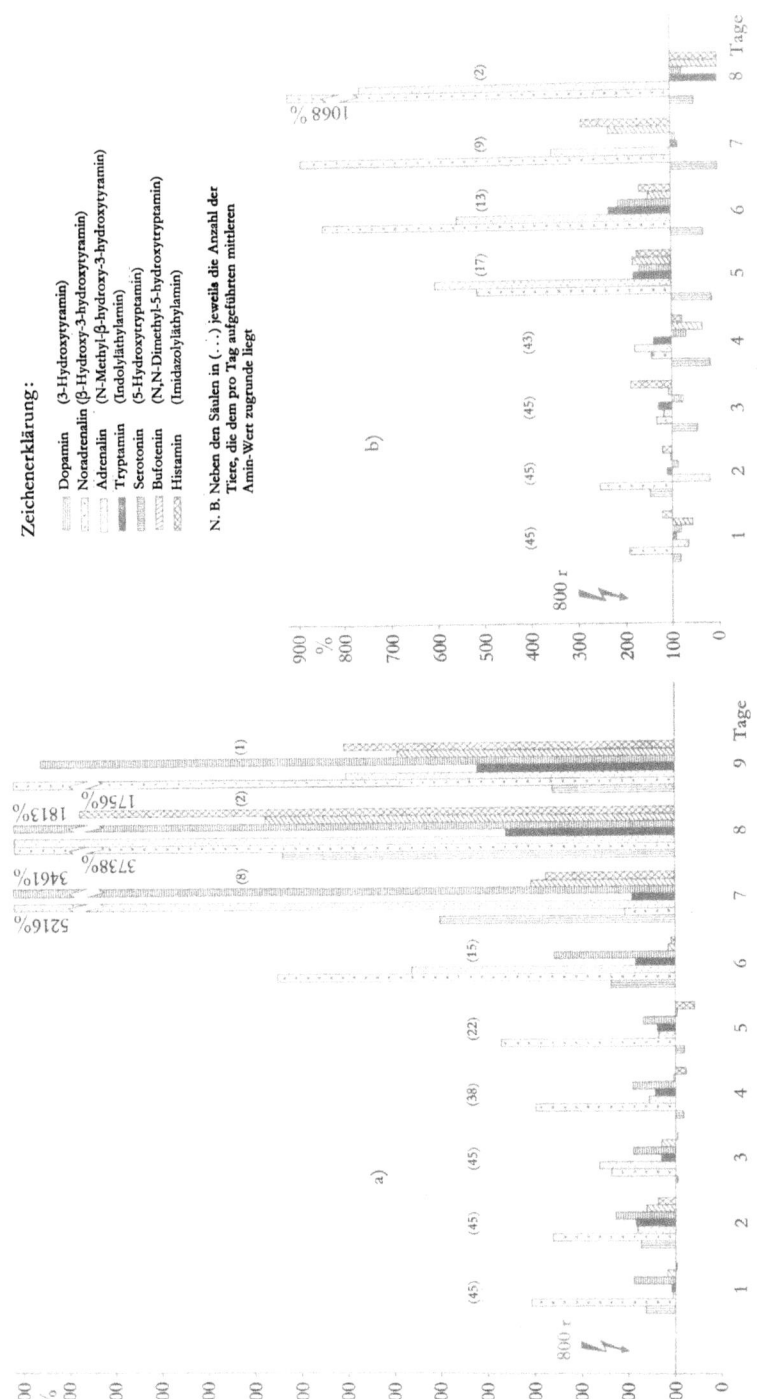

Abb. 6 Prozentuale Abweichung der Aminausscheidung/24 Std. vom mittleren Ausgangswert der Vorbestrahlungsperiode
a) bei ganzbestrahlten Ratten (800 r) ohne Applikation von Phenylessigsäure
b) bei ganzkörperbestrahlten Ratten (800 r) unter post radiat. beginnender täglicher Applikation von 510 mg Phenylessigsäure/kg i. m.

scheidung von Tryptamin, Serotonin, Bufotenin und Histamin; die pro 24 Stunden ausgeschiedene Menge dieser Amine liegt vielmehr unter dem mittleren Ausgangswert der Vorbestrahlungsperiode.

Eine Aussage über den Einfluß von α-Methyldopa auf die Katecholaminausscheidung ganzkörperbestrahlter Ratten ist uns zur Zeit aus methodischen Gründen noch nicht möglich, da zugeführtes α-Methyldopa einmal in beträchtlicher Menge mit dem Urin ausgeschieden wird und durch seine Fluoreszenz bei der fluoreszenzspektralphotometrischen Aminbestimmung interferiert, zum anderen intermediär zu verschiedenen, ebenfalls fluoreszierenden Metaboliten um- bzw. abgebaut wird.

Wie aus Abb. 6 hervorgeht, fehlt bei einmalig mit 800 r ganzkörperbestrahlten Ratten, welche nachfolgend täglich Phenylessigsäure erhielten, die nach Bestrahlung eines unbehandelten Vergleichskollektivs festgestellte Mehrausscheidung von Tyrptamin, Serotonin, Bifotenin und Histamin nahezu ganz; die Ausscheidung von Dopamin liegt eindeutig unter der der Vorbestrahlungsperiode, während die von Noradrenalin und Adrenalin zwar beachtlich reduziert ist, aber immerhin noch den 5- bis 10fachen Wert unbestrahlter Versuchstiere erreicht.

Der Einfluß von α-Methyldopa bzw. Phenylessigsäure auf die Überlebenszeit ganzkörperbestrahlter Ratten

Die Überlebenszeit der mit 800 r ganzkörperbestrahlten Ratten wurde durch die ab ersten Tag post radiationem durchgeführte i. m. Applikation von 200 mg α-Methydopa/kg/24 Std. bzw. von 510 mg Phenylessigsäure/kg/24 Std. nicht erhöht. Die gleiche Feststellung ergab sich auch bei geringerer Dosierung wie kombinierter Applikation der Inhibitoren sowie auch nach niedriger Strahlenbelastung (600 r).

Schlußfolgerung

Wenn es auch keinem Zweifel unterliegen kann, daß so aktive Verbindungen, wie die nach Ganzkörperbestrahlung in Urin und Blut vermehrt nachgewiesenen Amine Tryptamin, Serotonin, Bufotenin, Histamin, Dopamin, Noradrenalin und Adrenalin, an der Pathophysiologie des akuten Strahlensyndroms beteiligt sind, so muß doch andererseits aus den in dieser Mitteilung berichteten Untersuchungsergebnissen gefolgert werden, daß dem strahleninduzierten, zum Teil beträchtlich vermehrten Auftreten dieser Substanzen nicht die Bedeutung eines den Strahlentod bedingenden Faktors zukommt.

Ähnliche Verhältnisse sind uns von seiten bestimmter endokrin-aktiver Geschwülste bekannt, so der Phäochromozytome, Karzinoide und Mastozytome, bei denen die vom Tumor im Überschuß gebildeten Amine (Dopamin, Noradrenalin, Adrenalin, Serotonin, Histamin) – vor allem bei paroxysmaler Ausschüttung – in Urin und Blut in 50- oder gar 100facher Konzentration der Norm gefunden werden, ohne in der Regel den Tod des Patienten herbeizuführen.

II. Untersuchungen zur Frage der Wirkung proteinogener Amine auf Sauerstoffversorgung und Sauerstoffverbrauch

1. Unsere Untersuchungen über den Einfluß körpereigener Amine auf die Endstrombahn wurden am Hodenfettkörper der Ratte unter mikroskopischer Lebendbeobachtung und mikrofotografischer Dokumentation durchgeführt, wobei die Aminapplikation unter kontinuierlicher Auftropfung (60 Tropfen/min) erfolgte; insgesamt wurden 22 Amine bzw. Metaboliten (Phenylaethylamin, Tyramin, 3-Hydroxytyramin, l-Noradrenalin, Adrenalin, Tryptamin, N-Methyltryptamin, N,N-Dimethyltryptamin, 5-Hydroxytryptamin, N,N-Dimethyl-5-Hydroxytryptamin, 5-Methoxytryptamin, Histamin, Aethylamin, Kolamin, *n*-Propylamin, iso-Propylamin, *n*-Butylamin, iso-Butylamin, Putreszin, Kadaverin, iso-Amylamin, Allylamin) in jeweils drei verschiedenen Konzentrationen (im allgemeinen 10^{-3}, 10^{-4}, 10^{-5}) untersucht; die hierbei an den einzelnen Abschnitten der terminalen Strombahn (kleine Arterien, Arteriolen, Kapillaren, Venolen, kleine Venen) jeweils nach 3, 5, 7, 15 und 30 Minuten beobachteten Effekte wurden als Aminwirkung angesehen, wenn – unter Berücksichtigung der spontanen Kaliberschwankungen – in mehr als fünf von jeweils zehn untersuchten Gefäßpräparaten Kaliberänderungen von mindestens 20% gegenüber dem Ausgangswert nachweisbar waren. Die Auswertung von insgesamt 20700 mikrofotografischen Aufnahmen ergab als wesentliches Resultat, daß Adrenalin bereits in einer Konzentration von 10^{-7}, Noradrenalin in einer solchen von 10^{-6}, Phenyläthylamin, Tyramin, Tryptamin, N,N-Dimethyltryptamin, 5-Hydroxytryptamin, Kolamin, iso-Propylamin, *n*- und iso-Butylamin in der Konzentration von 10^{-4} bzw. 10^{-3} zu einer Verengerung der kleinen Arterien bzw. Arteriolen führten; eine kapillarverengernde Wirkung hatte Noradrenalin in der Konzentration von 10^{-7}, Adrenalin in der von 10^{-6}, iso-Propylamin angedeutet in der Konzentration von 10^{-5}; Strömungsänderungen im Sinne einer Prästase bzw. Stase wurden unter Einwirkung von Noradrenalin (10^{-7}), Methyltryptamin, N,N-Dimethyltryptamin (10^{-5}–10^{-3}), 5-Methoxytryptamin (10^{-3}), nicht so ausgeprägt nach Kolamin (10^{-4}) beobachtet.

2. Unsere Untersuchungen über den Einfluß körpereigener Amine auf den Gaswechsel wurden unter Grundumsatzbedingungen an weiblichen, ca. 150 g schweren, narkotisierten[4] Ratten mittels des Diaferometers nach Noyons bei mikrographischer Registrierung der über 90–120 Minuten kontrollierten O_2-Aufnahme und CO_2-Abgabe durchgeführt. Ein Gaswechseleffekt der in verschiedenen Konzentrationen subkutan bzw. in i. v. Dauerinfusion applizierten Amine (Phenylaethylamin, Tyramin, 3-Hydroxytyramin, Noradrenalin, Adrena-

---

[4] 1 ml 20%iges Urethan/100 g Körpergewicht subk.

lin, Tryptamin, 5-Hydroxytryptamin, Methylserotonin, Bufotenin, Kolamin, *n*-Propylamin, iso-Propylamin, *n*-Butylamin, iso-Butylamin, Putreszin, Kadaverin, iso-Amylamin, Allylamin) wurde dann angenommen, wenn die Abweichung gegenüber der Vorbeobachtungsperiode mindestens 20% betrug. Wie aus den Tab. 1 und 2 hervorgeht, wirken die Phenyl- bzw. Hydroxyphenylalkylamine sowie iso-Amylamin in den angegebenen Mengen dosisabhängig gaswechselsteigernd, die aufgeführten Indolylalkylamine gaswechselsenkend bei graduell geringem Effekt. Bei der Wirkung der in den Tabellen aufgeführten Aminkombinationen handelt es sich vielfach um additive Effekte; die übrigen Kombinationsbeispiele erlauben keine schlüssige Aussage zur Frage eines gegenseitigen Potenzierungs- bzw. wirkungsabschwächenden Effektes – einer Frage, zu deren Beantwortung zeitraubende Untersuchungen unter Einhaltung bestimmter pharmakologischer Regeln erforderlich sind.

Tab. 1 Der Effekt subkutan applizierter Amine auf den Gaswechsel von Ratten

Amin	Dosis mg/100 g Körpergewicht	Tierzahl	% Abweichung vom mittleren Ausgangswert
Phenyläthylamin	1,0	80	+36,8
	2,5	60	+69,8
Tyramin	0,2	30	+23,5
3-Hydroxytyramin	0,2	80	+33,1
	0,5	60	+33,2
	1,0	30	+37,5
Noradrenalin	0,05	30	+31
	0,1	30	+50,2
Adrenalin	0,05	50	+26
	0,1	30	+36,8
	0,5	30	+71,6
Isoamylamin	5,0	30	+33,5
5-Hydroxytryptamin	1,0	60	−23
Methyl-5-Hydroxytryptamin	0,5	50	−27,9
	1,0	110	−28,8
Bufotenin	0,5	90	−20
	2,0	20	−34,3
Phenyläthylamin Tyramin	je 0,1	30	+50,2
Phenyläthylamin Tyramin 3-Hydroxytyramin	je 0,1	30	+50,3
Phenyläthylamin Tyramin 3-Hydroxytyramin Noradrenalin	je 0,1 0,005	30	+52,9
Phenyläthylamin Tyramin 3-Hydroxytyramin Noradrenalin	0,5 0,05 0,02 0,0008	30	+33,5
Tryptamin 5-Hydroxytryptamin	je 0,1	10	−27
5-Hydroxytryptamin Methyl-5-Hydroxytryptamin	je 0,1	30	−23
5-Hydroxytryptamin Bufotenin	0,1 1,0	30	−28,9
Tryptamin 5-Hydroxytryptamin Bufotenin	2,0 0,001 0,001	10	−23,8

Tab. 1 (Fortsetzung)

Amin		Dosis mg/100 g Körpergewicht	Tierzahl	% Abweichung vom mittleren Ausgangswert
Tryptamin 5-Hydroxytryptamin Bufotenin		1,0 0,1 1,0	20	—26,5
5-Hydroxytryptamin Bufotenin Allylamin		0,04 0,1 2,5	10	—24,8
Tryptamin 5-Hydroxytryptamin Bufotenin 5-Hydroxindolessigsäure		1,0 0,1 1,0 1,0	20	—28,5
Tryptamin 5-Hydroxindolessigsäure Methyl-5-Hydroxytryptamin 5-Hydroxytryptamin Bufotenin	je	0,1	30	—22,3
Phenyläthylamin Methyl-5-Hydroxytryptamin	je	1,0	30	+20,1
Phenyläthylamin 5-Hydroxytryptamin		1,0 2,0	20	+21,7
Tyramin 3-Hydroxytyramin 5-Hydroxytryptamin Bufotenin		0,05 0,05 0,004 0,01	10	+53,5
Tyramin 3-Hydroxytyramin 5-Hydroxytryptamin Bufotenin		0,5 0,5 0,04 0,1	30	+50,6
Phenyläthylamin Tyramin 3-Hydroxytyramin Tryptamin 5-Hydroxytryptamin Bufotenin	je je	0,1 0,001	30	+36,5
Phenyläthylamin Tyranin 3-Hydroxytyramin Noradrenalin Tryptamin 5-Hydroxytryptamin Bufotenin	je je	0,1 0,0008 0,001	30	+34,6

Tab. 2 Der Effekt intravenös infundierter Amine auf den Gaswechsel von Ratten

Amin		mg/kg/min	Tierzahl	% Abweichung
Phenyläthylamin		0,1–0,25	30	+34,0
Tyramin		0,18–0,24	20	+40,0
3-Hydroxytyramin		0,2–0,25	30	+50,0
Noradrenalin		0,008–0,011	30	+36,6
Adrenalin		0,003–0,010	30	+35,7
Phenyläthylamin Tyramin	je	0,13	10	+46,3
Tyramin 3-Hydroxytyramin	je	0,05	10	+30,0
Tyramin 3-Hydroxytyramin	je	0,2	10	+70,7
Phenyläthylamin 3-Hydroxytyramin	je	0,07–0,15	20	+66,8
Phenyläthylamin Tyramin 3-Hydroxytyramin	je	0,1	10	+47,1
Phenyläthylamin Tyramin 3-Hydraxytyramin	je	0,17	10	+57,3

.

FORSCHUNGSBERICHTE
DES LANDES NORDRHEIN-WESTFALEN

Herausgegeben im Auftrage des Ministerpräsidenten Dr. Franz Meyers
von Staatssekretär Prof. Dr. h. c. Dr.-Ing. E. h. Leo Brandt

MEDIZIN · PHARMAKOLOGIE

HEFT 84
Dr. med. habil. Dr. phil. Heinz Baron, Düsseldorf
Über Standardisierung von Wundtextilien
    1954. 19 Seiten. DM 6,40

HEFT 94
Prof. Dr. phil. habil. G. Winter, Bonn
Die Heilpflanzen des MATTHIOLUS (1611) gegen Infektionen der Harnwege und Verunreinigung der Wunden bzw. zur Förderung der Wundheilung im Lichte der Antibiotikaforschung
    1954. 58 Seiten, 1 Abb., 2 Tabellen. DM 11,50

HEFT 95
Prof. Dr. phil. habil. G. Winter, Bonn
Untersuchungen über die flüchtigen Antibiotika aus der Kapuziner- (Tropaeolum maius) und Gartenkresse (Lepidium sativum) und ihr Verhalten im menschlichen Körper bei Aufnahme von Kapuziner- bzw. Gartenkressensalat per os
    1955. 74 Seiten, 9 Abb., 25 Tabellen. DM 14,—

HEFT 146
Dr.-Ing. F. Gruß, Düsseldorf
Sterilisation mit Heißluft
    1955. 18 Seiten, 10 Abb. DM 7,70

HEFT 221
Dr. rer. nat. W. Meyer-Eppler, Institut für Phonetik und Kommunikationsforschung der Universität Bonn
Experimentelle Untersuchungen zum Mechanismus von Stimme und Gehör in der lautsprachlichen Kommunikation
    1955. 41 Seiten, 24 Abb. DM 13,45

HEFT 237
Dr. med. Paul Endler und Dr. med. H. Ludes, Köln
Bericht über eine Studienreise zur Orientierung der heutigen Behandlung der Lungentuberkulose in den Vereinigten Staaten von Nordamerika
    1956. 21 Seiten. DM 7,10

HEFT 257
*Prof. Dr. med. Gunther Lehmann und
Dr. med. J. Tamm, Max-Planck-Institut für Arbeitsphysiologie Dortmund*
Die Beeinflussung vegetativer Funktionen des Menschen durch Geräusche
    1956. 37 Seiten, 25 Abb., 3 Tabellen. Vergriffen

HEFT 258
*Dr. med. Helmut Paul und
Prof. Dr. Otto Graf, Sozialforschungsstelle an der Universität Münster, Dortmund*
Zur Frage der Unfälle im Bergbau
    1956. 41 Seiten, 9 Abb., 22 Tabellen. DM 11,20

HEFT 300
*Prof. Dr. Erich Schütz und
Privatdozent Dr. Heinz Caspers, Physiologisches Institut der Universität Münster*
Tierexperimentelle Untersuchungen über die Alkoholwirkung auf Erregbarkeit und bioelektrische Spontanaktivität der Hirnrinde
    1956. 32 Seiten, 6 Abb., 1 Tabelle. DM 9,55

HEFT 306
Prof. Dr. Bernhard Rensch, Münster
Elektrophysiologische Untersuchungen zur Analysierung der Bildung von Assoziationen und Gedächtnisspuren in Gehirn und Rückenmark
Prof. Dr. med. Dr. phil. Arnold Loeser, Münster
Akute und chronische Giftwirkungen sauerstoffhaltiger Lösungsmittel
    1956. 23 Seiten, 9 Abb. DM 9,90

HEFT 325
Prof. Dr. phil. Eduard Schratz, Botanisches Institut Abt. Pharmazeutische Botanik der Universität Münster
Pharmakognostische Untersuchungen am Medizinal-Rhabarber
    1957. 62 Seiten, 29 Abb., 3 Tabellen. DM 17,90

HEFT 347
*Prof. Dr. med. Siegfried Ruff, Dr. med. Friedrich Kipp,
Dr. med. Harald Hansteen und
Dipl.-Physiologe Dr. med. Gerhard Müller, Bonn*
Untersuchungen zur Frage der Gehörschädigung des fliegenden Personals der Propellerflugzeuge
1957. 42 Seiten, 27 Abb., 3 Tabellen. DM 11,10

HEFT 359
Dr.-Ing. Franz Josef Meister, Düsseldorf
Veränderung der Hörschärfe, Lautheitsempfindung und Sprachaufnahme während des Arbeitsprozesses bei Lärmarbeiten
1957. 74 Seiten, 11 Abb., 40 Audiogramme, zahlreiche Tabellen. DM 19,90

HEFT 371
Dr. phil. Wilhelm Lejeune, Köln
Beitrag zur statistischen Verifikation der Minderheiten-Theorie
1958. 90 Seiten, 14 Abb. DM 19,90

HEFT 387
*Prof. Dr. med. Walter Kikuth und
Dozent Dr. med. Ludwig Grün, Düsseldorf*
Die Verhütung von Infektion durch Desinfektion des Raumes und der Raumluft
1957. 84 Seiten, 14 Abb., 20 Tabellen. DM 22,50

HEFT 394
*Privatdozent Dr. med. Wilhelm Koch, Oberarzt der Orthopädischen Universitätsklinik und Poliklinik (Hufferstiftung) Münster
Direktor: Prof. Dr. med. O. Hepp*
Die Ablagerung radioaktiver Substanzen im Knochen   *1958. 188 Seiten, 147 Abb. DM 51,—*

HEFT 414
*Dr. med. Heinz Karl Parchwitz und
Dr. med. Cuno Winkler, Chirurgische Universitätsklinik und Poliklinik Bonn
Direktor: Prof. Dr. Alfred Gütgemann*
Speicherung organischer Farbstoffe und künstlich radioaktiver Substanzen in Geschwülsten
1957. 34 Seiten, 14 Abb. DM 13,35

HEFT 416
Oberregierungsgewerberat Dipl.-Ing. Gerd Steinicke, Hamburg
Die Wirkung von Lärm auf den Schlaf des Menschen
1957. 34 Seiten, 14 Abb., 8 Tabellen. DM 11,60

HEFT 446
Dr. med. Gerhard Schäfer, Bonn
Glutationsstoffwechsel und Sauerstoffmangel
1957. 18 Seiten, 5 Tabellen. DM 6,40

HEFT 448
Dr. med. Cuno Winkler, Isotopen-Laboratorium der Chirurgischen Universitätsklinik Bonn
Ein Koinzidenz-Szintillometer zum Zwecke der Schilddrüsenfunktionsdiagnostik und der Tumordiagnostik   *1957. 20 Seiten, 12 Abb. DM 8,35*

HEFT 467
*Prof. Dr. Dr. h. c. E. Klenk und
Dr. phil. Hans Faillard, Physiologisch-Chemisches Institut der Universität Köln*
Neue Erkenntnisse über den Mechanismus der Zellinfektion durch Influenzavirus
Die Bedeutung der Neuraminsäure als Zellreceptor für das Influenzavirus
1957. 40 Seiten, 5 Abb. DM 14,40

HEFT 468
*Prof. Dr. med. Dr. med. dent. Gustav Korkhaus und
Dr. med. dent. Rudolf Alfter, Bonn*
Die Vakuumwurzelbehandlung
1958. 48 Seiten, 60 Abb. DM 16,55

HEFT 486
*Dozent Dr. med. Eberhard Lerche und
Dr. med. Jost Schulze, Aachen*
Hörermüdung und Adaptation im Tierexperiment
1958. 31 Seiten, 12 Abb. DM 10,55

HEFT 490
Im Auftrage der Forschungsgemeinschaft »Staub- und Silikosebekämpfung«
Zur Staub- und Silikosebekämpfung im Steinkohlenbergbau
1958. 90 Seiten, 47 Abb., 7 Tabellen. Vergriffen

HEFT 497
*Oberarzt Dr. med. Gunter Mussgnug, Chirurgische Abteilung des Knappschafts-Krankenhauses Bottrop/Westf.
Direktor: Prof. Dr. med. Blumensaat*
Die Knochenveränderungen und der Knochenstoffwechsel beim Sudeck-Syndrom
1957. 46 Seiten, 18 Abb. DM 13,85

HEFT 517
*Prof. Dr. med. Gunther Lehmann und
Dr. med. Joachim Meyer-Delius, Max-Planck-Institut für Arbeitsphysiologie, Dortmund*
Gefäßreaktionen der Körperperipherie bei Schalleinwirkung
1958. 24 Seiten, 12 Abb., 2 Tabellen. DM 9,15

HEFT 530
*Prof. Dr. med. Otto Graf, Dr. R. Pirtkien,
Dr. med. Joseph Rutenfranz und Dr. E. Ulich, Dortmund*
Nervöse Belastung im Betrieb. I. Teil: Nachtarbeit und nervöse Belastung
1958. 52 Seiten, 10 Abb. Vergriffen

HEFT 538
Prof. Dr. Karl Hinsberg, Düsseldorf
Reaktion zur Frühdiagnose von Krebserkrankungen
1958. 14 Seiten, 1 Abb., 3 Tabellen. DM 7,—

HEFT 555
Dipl.-Phys. Karl Sellier,
Der Nachweis kleinster CO-Mengen in Körperflüssigkeiten
Aus dem Institut für Gerichtliche Medizin der Universität Bonn, Direktor: Prof. Dr. med. H. Elbel
1958. 22 Seiten, 12 Abb. DM 9,10

HEFT 556
*Prof. Dr. Adolf Gütgemann und
Dr. med. Gunther Karcher*
Klinische und experimentelle Untersuchungen mit
Hilfe einer künstlichen Niere
1958. 14 Seiten, 4 Abb. DM 7,10

HEFT 560
*Prof. Dr. med. Josef Vonkennel und
Dr. Günther Froitzheim, Universitäts-Hautklinik, Köln*
Zur Prüfung silikohaltiger Hautschutzsalben
1958. 22 Seiten, 4 Tabellen. DM 8,95

HEFT 571
Privatdozent Dr. med. Werner Klosterkötter, Münster
Zur Wirkung der Kieselsäure bei der Entstehung
der Silikose
1958. 152 Seiten, 96 Abb., 7 Tabellen. DM 41,95

HEFT 577
*Prof. Dr. med. Siegfried Ruff, Dr. med. Kurt Krieger,
Dr. med. Gerhard Schäfer, Dr. med. Wolfgang Hartwich,
Bonn, Dr. med. Otto Wünsche, Bad Godesberg, Dr. med.
Hans Braun und Dr. med. Harald Hansteen, Bonn*
Untersuchungen zur therapeutischen Anwendung
des Sauerstoffmangels. 1. Mitteilung
1958. 118 Seiten, 30 Abb., 8 Tabellen. DM 29,10

HEFT 581
*Obermedizinalrat a. D. Dr. med. Friedrich Bassermann,
Chefarzt der Heilstätte Donaustauf bei Regensburg.
Aus dem Westdeutschen Tuberkulose-Forschungsinstitut
an dem Sanatorium Rheinland, Honnef am Rhein
Leiter: Medizinalrat Dr. W. Ohm*
Elektronenoptische Untersuchungen an Ultradünn-
schnitten des Tuberkulose-Erregers sowie der
käsigen Gewebsnekrose und zum Problem des
Vorkommens einer mycobakteriellen L-Phase
1958. 64 Seiten, 28 Abb. DM 18,90

HEFT 619
*Prof. Dr. med. Otto Graf und
Dr. med. Dr. phil. Joseph Rutenfranz, Max-Planck-
Institut für Arbeitsphysiologie, Dortmund*
Zur Frage der Belastung von Jugendlichen
1958. 66 Seiten, 18 Abb., 12 Tabellen. DM 16,50

HEFT 626
Deutsches Krankenhaus-Institut e. V., Düsseldorf
Arbeitsabläufe auf Krankenstationen
1959. 264 Seiten, 59 Abb., 24 Tabellen. Vergriffen

HEFT 635
*Dr.-Ing. Dieter Dieckmann, Max-Planck-Institut für
Arbeitsphysiologie, Dortmund
Direktor: Prof. Dr. med. Gunther Lehmann*
Die Minderung der Schwingungsbelastung des
Menschen in Kraftfahrzeugen
1958. 24 Seiten, 8 Abb., 1 Tabelle. DM 7,90

HEFT 679
*Aus der chirurgischen Universitätsklinik Köln.
Direktor: Prof. Dr. med. Victor Hoffmann, und der
Arbeits- und Forschungsgemeinschaft für Stadtverkehr
und Verkehrssicherheit Prof. Dr. Dr. Paul Berkenkopf.
Bearbeiter: Gernot Büttner*
Die Verletzung von Autoinsassen. Ihre Entstehung
und Verhütung
I. und II. Teil
1959. 393 Seiten, 180 Abb., 59 Tabellen. DM 66,—

HEFT 736
*Dr. med. Walter Teusch, Leitender Arzt der Inneren
Abteilung des St.-Michael-Krankenhauses Völklingen/
Saar*
Behebung der Störungen vitaler Lebensvorgänge
und ihrer Folgestörungen
1959. 30 Seiten. DM 8,50

HEFT 855
*Prof. Dr. Jörn Gleiss, Kinderklinik Medizinische
Akademie, Düsseldorf*
Soziologische Untersuchungen über die Säuglings-
sterblichkeit im Ruhrgebiet
1960. 31 Seiten, 5 Abb., 13 Tabellen. DM 9,90

HEFT 856
*Prof. Dr. Heinrich Reploh, Dr. Günther Gängel und
Dr. Alexander Nehrkorn, Hygiene-Institut der Univer-
sität Münster*
Untersuchungen über den Einfluß von Abwasser-
Organismen auf Krankheitserreger
1960. 26 Seiten, 11 Abb., 11 Tabellen. DM 8,60

HEFT 860
*Prof. Dr. med. Dr.-Ing. Wilhelm Dirscherl und
Privatdozent Dr. rer. nat. Karl-Oskar Mosebach,
Physiologisch-chemisches Institut der Universität Bonn*
Untersuchungen über die Wirkungsweise der
Steroidhormone und den Umsatz der Organ-
proteine
1960. 20 Seiten, 4 Abb., 3 Tabellen. DM 7,—

HEFT 899
*Dr.-Ing. Franz Josef Meister, Akustisches Laborato-
rium in der Medizinischen Akademie Düsseldorf*
Aufzeichnung und Schallanalyse von Herzimpulsen
mit Anwendungsbeispielen der Wirkung von
Schallschocks auf den Menschen
1960. 39 Seiten, 21 Abb. DM 13,50

HEFT 992
*Prof. Dr. Siegfried Niedermeier, Chefarzt der Augen-
klinik der Städtischen Krankenanstalten, Krefeld*
Verfeinerung der Technik der Netzhautoperation
1961. 22 Seiten, 10 Abb. DM 7,90

HEFT 996
Dozent Dr. Martin Zindler, Chirurgische Klinik der Medizinischen Akademie, Düsseldorf
Direktor: Prof. Dr. Ernst Derra
Künstliche Hypothermie für Herzoperationen mit Kreislaufunterbrechung Teil I
1961. 82 Seiten, 17 Abb., 6 Tabellen. DM 24,40

HEFT 1001
Dipl.-Phys. Günther Langner, Institut für Elektronenmikroskopie an der Medizinischen Akademie Düsseldorf
Direktor: Prof. Dr. med. H. Ruska
Die Informationsübertragung bei der Mikroskopie mit Röntgenstrahlen
1961. 125 Seiten, 25 Abb. DM 37,—

HEFT 1019
Prof. Dr. med. habil. Kurt Herzog, Chefarzt der Chirurgischen Klinik der Städtischen Krankenanstalten Krefeld
Zur Methodik der fortlaufenden graphischen Registrierung von Bewegungen der Gliedmaßengelenke des Menschen
1961. 59 Seiten, 26 Abb. DM 19,—

HEFT 1032
Prof. Dr. med. Wilhelm Bolt, Medizinische Universitätsklinik, Köln-Lindenthal
Lungenangiographie
1961. 40 Seiten, 30 Abb. DM 17,20

HEFT 1040
Dr. med. Ursula Dix, Augenklinik der Medizinischen Akademie Düsseldorf
Direktor: Prof. Dr. E. Custodis
Zur Frage der medikamentösen Verbesserung des nächtlichen Sehens
1962. 80 Seiten, 40 Abb. DM 26,50

HEFT 1049
Prof. Dr. med. Ludwig Grün, Medizinische Akademie, Düsseldorf
Die biochemischen Eigenschaften der Staphylokokken im Hinblick auf die Pathogenitätsbestimmung und Differenzierung der Keime zur Erkennung des Staphylokokken-Hospitalismus
1961. 61 Seiten. DM 19,50

HEFT 1080
Prof.-Ing. Ludolf Engel, Bergakademie Clausthal-Zellerfeld
Theorie der handgeführten schlagenden Druckluftwerkzeuge und experimentelle Untersuchungen insbesondere an Abbauhämmern im normalen und abnormalen Betrieb
1962. 86 Seiten, 53 Abb., 4 Tabellen. DM 39,—

HEFT 1103
Prof. Dr. med. Helmut Venrath, Dr. med. Paul Endler, Dr. med. Marta Pirlet, Dr. med. Karl Heinz Trippe und Günter Sander, VDI, Medizinische Universitätsklinik Köln
Direktor: Prof. Dr. med. Dr.-Ing. h. c., Dr. med. h. c. H. W. Knipping
Über eine neue Methode der regionalen Ventilationsanalyse mit Hilfe des radioaktiven Edelgases Xenon 133. (Isotopenthorakographie)
1962. 99 Seiten, 82 Abb., 6 Tabellen. DM 39,40

HEFT 1123
Prof. Dr. med. Dr. phil. Leo Norpoth,
Dr. Theo Surmann unter Mitarbeit von Josef Clösges, Karl Tenderich, Wilhelm Oberwittler und Maria Schulze, Medizinische Abteilung des Elisabeth-Krankenhauses Essen
Bioptische, bio- und fermentchemische Magenuntersuchungen
1962. 60 Seiten, 18 Abb., 23 Tabellen, 1 Faltblatt. DM 26,—

HEFT 1130
Prof. Dr. Hans Maier-Bode, Pharmakologisches Institut der Rheinischen Friedrich-Wilhelm-Universität Bonn
Direktor: Prof. Dr. R. Domenjoz
Untersuchungen zur Frage nach einer etwaigen Aufnahme von Dieldrin aus Dieldrin-imprägnierter Wolle in den menschlichen Organismus
1962. 23 Seiten, 7 Tabellen. DM 10,80

HEFT 1161
Dozent Dr. med. Anton Oberdorf,
Pharmakologisches Institut
der Medizinischen Akademie Düsseldorf
Direktor: Prof. Dr. med. Fritz Hahn
Zur Pharmakologie des Bemegrid
Zugleich ein Beitrag zur Behandlung der Schlafmittelvergiftung
1963. 69 Seiten, 10 Abb., 10 Tabellen. DM 32,80

HEFT 1174
Deutsches Krankenhausinstitut e. V., Düsseldorf
Strahlenuntersuchungen und Strahlenbehandlungen — Organisation und Arbeitsablaufgestaltung in Strahlenabteilungen Allgemeiner Krankenhäuser
1963. 172 Seiten, 28 Abb., 29 Tabellen. DM 85,50

HEFT 1209
Prof. Dr. med. Rudolf Völker apl. Professor für Innere Medizin der Universität Göttingen, Ärztl. Direktor des Städt. Krankenhauses Bad Oeynhausen
I. Die Früherkennung der Herz- und Gefäßkrankheiten
II. Methodische Verbesserungen zur Funktionsdiagnostik cardiovasculärer Erkrankungen
1963. 40 Seiten, 25 Abb. DM 24,80

HEFT 1210
Dr. med. Elmar Schnepper, Chirurgische Klinik und Poliklinik der Universität Münster
Direktor: Prof. Dr. med. P. Sunder-Plassmann
Vergleichende experimentelle und klinische Untersuchungen von 60 Co-γ-Strahlen und 200 kV-Röntgenstrahlen
1963. 191 Seiten, 135 Abb., 17 Tabellen. DM 116,—

HEFT 1273
Prof. Dr. med. Bernhard Lüderitz und Dr. med. Walter Noder, Bäderwissenschaftliches Institut des Staatsbades Salzuflen an der Universität Münster in Bad Salzuflen
Über die Wirkung von Bädern mit verschiedenem Kochsalz- und CO_2-Gehalt auf Gesunde und Kranke mit Funktionsstörungen des kardio-pulmonalen Systems
1964. 48 Seiten, 4 Tabellen, 18 Diagramme. DM 22,70

HEFT 1340
Walter Pribilla, Medizinische Klinik der Städtischen Krankenanstalten Köln-Merheim
Direktor: Prof. Dr. H. Schulten
Erythrokinetik
Untersuchungen über die Destruktion und Produktion der Erythrozyten mit Cr 51 und Fe 59
1964. 90 Seiten, 27 Abb., 6 Tabellen. DM 46,—

HEFT 1376
Dr. med. Kurt Simon, Aprath/Rhld., Chefarzt der Kinderheilstätte Fachkrankenhaus für Atmungsorgane Aprath
Frequenzanalysen der Herztöne mit einem Herztonspektrographen
Dipl.-Ing. G. Kosel, Institut für Hochfrequenztechnik der Gesellschaft der astrophysikalischen Forschung e. V., Rolandseck
Elektronischer Herztonspektrograph
1965. 95 Seiten, 35 Abb., 14 Tabellen. DM 57,50

HEFT 1393
Prof. Dr. med. Jörn Gleiss, Kinderklinik der Medizinischen Akademie, Düsseldorf
Direktor: Prof. Dr. med. Karl Klinke
Zur Analyse teratogener Faktoren mit besonderer Berücksichtigung der Thalidomid-Embryopathie
1964. 138 Seiten, 1 Abb., 72 Tabellen. DM 33,40

HEFT 1417
Priv.-Dozent Dr. med. Hans Schlüssel, Medizinische Universitätsklinik Köln-Lindenthal
Direktor: Prof. Dr. Dr. Dr. med. H. W. Knipping
Die Klärreaktion
(Prüfung mit radioaktiven Markierungssubstanzen)
1964. 42 Seiten, 18 Abb., 8 Tabellen. DM 27,40

HEFT 1423
Priv.-Doz. Dr. med. Egon Wetzels, I. Medizinische Klinik der Medizinischen Akademie, Düsseldorf
Einzelfunktionen der Niere beim akuten Nierenversagen
1964. 90 Seiten, 25 Abb., 14 Tabellen. DM 42,80

HEFT 1426
Dr. med. Jürgen Stegemann, Max-Planck-Institut für Arbeitsphysiologie, Dortmund
Der Einfluß künstlicher Beatmung auf den arteriellen Kohlendioxyddruck, das arterielle pH und die Stoffwechselgröße
1964. 54 Seiten, 15 Abb., 2 Tabellen. DM 25,50

HEFT 1445
Dr. med. Wolfgang Keller, Max-Planck-Institut für Ernährungsphysiologie, Dortmund
Studie zur Ernährung bei zwei Stämmen in Nord-Tanganyika
1965. 49 Seiten, 8 Abb., 8 Tabellen, 8 Seiten Anhang. DM 14,80

HEFT 1446
Dr. rer. nat. Hildegard Zimmermann-Telschow, Max-Planck-Institut für Ernährungsphysiologie, Dortmund
Direktor: Prof. Dr. Dr. h. c. Heinrich Kraut
Die Veränderung der freien Aminosäuren im Nüchternserum des Menschen bei Ernährung mit Milchprotein
1965. 29 Seiten, 3 Abb., 8 Tabellen. DM 22,50

HEFT 1455
Dr. Ursula Lehr und Prof. Dr. Hans Thomae, Psychologisches Institut der Universität Bonn
Konflikt, seelische Belastung und Lebensalter
1965. 102 Seiten, 4 Abb., 16 Tabellen. DM 36,80

HEFT 1489
Prof. Dr. Johannes Blume, Strümp
Nachweis von Perioden durch Phasen- und Amplitudendiagramm mit Anwendungen aus der Biologie, Medizin und Psychologie
1965. 91 Seiten, 50 Abb., 2 Tabellen. DM 54,80

HEFT 1499
Dr. med. Dr. phil. Max Richard Wolff, Psychiatrische Klinik der Medizinischen Akademie und Rheinisches Landeskrankenhaus Düsseldorf
Direktor: Prof. Dr. Friedrich Panse
Untersuchungen über den Schlafverlauf bei Gesunden und bei psychisch Kranken
1965. 132 Seiten, 61 Abb., 16 Tabellen. DM 59,—

HEFT 1513
Prof. Dr. med. Dr. rer. nat. h. c. Dr. med. h. c. Hugo Wilhelm Knipping, Dr. rer. nat. Leo Priebe, Priv.-Doz. Dr. med. Hans Schlüssel, Medizinische Universitätsklinik Köln
Nuklearmedizinische Probleme der Bilddarstellung ebener radioaktiver Verteilung in Blutgefäßen und Geweben. Theorie und Ausführung einer physikalischen Bildverstärkeranlage
1965. 31 Seiten, 8 Abb. DM 28,80

HEFT 1516
Dipl.-Psych. Hans-Georg Greve und Dipl.-Psych. Oskar Meseck
Klärung des diagnostischen Wertes von Verfahren der psychologischen Eignungsuntersuchung

HEFT 1558
Prof. Dr. med. Fritz Menne,
Physiologisch-Chemisches Institut der Universität Münster
Untersuchungen über den Muskel- und Kreatinstoffwechsel im gesunden und kranken Organismus
1965. 42 Seiten, 5 Abb., 9 Tabellen. DM 25,—

HEFT 1569
Prof. Dr. Max Schneider, Direktor des Instituts für normale und pathologische Physiologie der Universität Köln
Überlebens- und Wiederbelebungszeit von Gehirn, Herz, Leber, Niere nach Ischaemie und Anoxie
1965. 29 Seiten, 5 Abb. DM 14,—

HEFT 1574
Priv. Doz. Dr. med. Peter Satter,
Chirurgische Klinik der Medizinischen Akademie Düsseldorf
Direktor: Prof. Dr. E. Derra
Das Verhalten des Herzminutenvolumens und die Kontrolle des Operationserfolges bei intrakardialen Eingriffen
In Vorbereitung

HEFT 1582
Dipl.-Ing. Dr. techn. Ernst Kofrányi und Dr. rer. nat. Friedrichkarl Jekat,
Max-Planck-Institut für Ernährungsphysiologie, Dortmund
Die biologische Wertigkeit von Kartoffelproteinen
1965. 29 Seiten, 10 Abb., 3 Tabellen. DM 14,80

HEFT 1583
Waldschuldirektor a. D. Karl Triebold, Rektor Albert Ritter und Chefarzt Dr. med. Karl Triebold,
Deutsche Gesellschaft für Freilufterziehung und Schulgesundheitspflege e. V., Brackwede
Die Freilufterziehung in ihrer Bedeutung für die Volksschule
1965. 137 Seiten, 1 Abb., zahlreiche Tabellen. DM 13,—

HEFT 1585
Dr. med. Hans Jacoby,
Medizinische Universitätsklinik Köln-Lindenthal
Direktor: Prof. Dr. med. Dr.-Ing. h. c. Dr. med. h. c. Hugo Wilhelm Knipping
Periphere Durchblutungskrankheiten im Spiegel der Mikrozirkulation mit repräsentativen Farb- und Schwarz-weiß-Bildern der terminalen Strombahn an der Lippenschleimhaut des Menschen
In Vorbereitung

HEFT 1588
Priv.-Dozent Dr. med. Karlheinz Neumann, Wilhelmshaven
Institut für Industrielle und Biologische Forschung, Köln
Die biologisch wichtigen Inhaltsstoffe der Pflaumen und die Ursachen ihrer laxierenden Wirkung
1965. 52 Seiten, 18 Tabellen. DM 22,70

HEFT 1604
Dipl.-Ing. Hans R. Seifert
Max-Planck-Institut für Arbeitsphysiologie, Dortmund
Der Wärmeaustausch durch die schweißbedeckte Haut bei Umgebungstemperaturen oberhalb der Hauttemperatur
In Vorbereitung

HEFT 1619
Priv.-Doz. Dr. med. Franz Franzen,
Medizinische Universitätsklinik Köln
Direktor: Prof. Dr. med. Dr. h. c. Dr. h. c. Hugo Wilhelm Knipping
Untersuchungen zur Frage der Entstehung und pathophysiologischen Bedeutung biogener Amine bei subletalen Strahlenschäden

HEFT 1633
Prof. Dr. Werner Scheid, Priv. Dozent Dr. Rudolf Ackermann, Dr. Helmut Bloedhorn, Dr. Brunhilde Küpper und Irmtraut Winkens, Universitäts-Nervenklinik Köln
Untersuchungen zur Epidemiologie des Virus der lymphocytären Choriomeningitis (LCM) in Westdeutschland
In Vorbereitung

HEFT 1639
Prof. Dr. Siegfried Niedermeier,
Chefarzt der Augenklinik
der Städt. Krankenanstalten Krefeld
Zur Frühdiagnose infarktgefährdeter Menschen

HEFT 1653
Deutsches Krankenhausinstitut e. V., Düsseldorf
Physikalische Therapie
Studie zur Organisation und Gestaltung physikalisch-therapeutischer Abteilungen Allgemeiner Krankenhäuser
In Vorbereitung

HEFT 1660
Dr. med. Walter Becker
Medizinische Klinik
der Städt. Krankenanstalten Krefeld
Chefarzt: Prof. Dr. H. Sack
Der Nachweis der Vanillinmandelsäure und ihre Bedeutung für die Differentialdiagnose der Hypertonie
In Vorbereitung

HEFT 1686
Prof. Dr. phil. Dr. med. h. c. Heinrich Kraut,
Dipl.-Volksw. Dr. agr. Hermann Droste und Lebensmittelchemiker Dr. rer. nat. Friedrichkarl Jekat,
Max-Planck-Institut für Ernährungsphysiologie, Dortmund
Untersuchungen über den Bedarf des Menschen an Calcium und Phosphor in Beziehung zum Stickstoffbedarf
In Vorbereitung

Verzeichnisse der Forschungsberichte aus folgenden Gebieten können beim Verlag angefordert werden:
Acetylen/Schweißtechnik – Arbeitswissenschaft – Bau/Steine/Erden – Bergbau – Biologie – Chemie – Eisenverarbeitende Industrie – Elektrotechnik/Optik – Energiewirtschaft – Fahrzeugbau/Gasmotoren – Druck/Farbe/Papier/Photographie – Fertigung – Funktechnik/Astronomie – Gaswirtschaft – Holzbearbeitung – Hüttenwesen/Werkstoffkunde – Kunststoffe – Luftfahrt/Flugwissenschaften – Luftreinhaltung – Maschinenbau – Mathematik – Medizin/Pharmakologie/NE-Metalle – Physik – Rationalisierung – Schall/Ultraschall – Schiffahrt – Textilforschung – Turbinen – Verkehr – Wirtschaftswissenschaften.

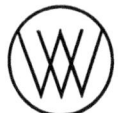

WESTDEUTSCHER VERLAG · KÖLN UND OPLADEN
567 Opladen/Rhld., Ophovener Straße 1-3

GPSR Compliance

The European Union's (EU) General Product Safety Regulation (GPSR) is a set of rules that requires consumer products to be safe and our obligations to ensure this.

If you have any concerns about our products, you can contact us on

ProductSafety@springernature.com

In case Publisher is established outside the EU, the EU authorized representative is:

Springer Nature Customer Service Center GmbH
Europaplatz 3
69115 Heidelberg, Germany